ASSOCIATION SCIENTIFIQUE INTERNATIONALE

D'AGRONOMIE COLONIALE

MISSION D'ÉTUDES

DE LA

MALADIE DU SOMMEIL

ORGANISÉE PAR LA « SOCIÉTÉ DE GÉOGRAPHIE DE PARIS »

ET PLACÉE SOUS LE HAUT PATRONAGE DE

M. Georges LEYGUES

MINISTRE DES COLONIES

ET DE

M. GENTIL

COMMISSAIRE GÉNÉRAL DU GOUVERNEMENT FRANÇAIS AU CONGO

I — ORGANISATION DE LA MISSION

II — INSTRUCTIONS POUR LES RECHERCHES

A EFFECTUER AU CONGO FRANÇAIS

PAR LA MISSION FRANÇAISE DE LA MALADIE DU SOMMEIL

Rédigées au nom de la Commission française
de l'Association scientifique internationale d'Agronomie coloniale

Par MM. BOUVIER, GIARD et LAVERAN

MEMBRES DE L'ACADÉMIE DES SCIENCES

OCTOBRE 1906

PARIS

IMPRIMERIE F. LEVÉ

17, RUE CASSETTE, 17

—

1906

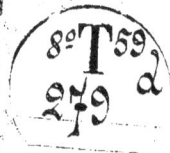

MISSION D'ÉTUDES

DE LA

MALADIE DU SOMMEIL

I. — ORGANISATION DE LA MISSION

II. — INSTRUCTIONS POUR LES RECHERCHES

A EFFECTUER AU CONGO FRANÇAIS

PAR LA MISSION FRANÇAISE DE LA MALADIE DU SOMMEIL

Rédigées au nom de la Commission française

de l'ASSOCIATION SCIENTIFIQUE INTERNATIONALE D'AGRONOMIE COLONIALE

PAR MM. BOUVIER, GIARD ET LAVERAN

MEMBRES DE L'ACADÉMIE DES SCIENCES

I — ORGANISATION DE LA MISSION

Depuis quelques années, les maladies parasitaires se sont développées dans l'Afrique équatoriale avec une extrême rapidité et une gravité exceptionnelle ; des régions entières sont dépeuplées, et les blancs eux-mêmes ont été atteints.

Si un moyen de guérison n'est pas découvert, si des mesures prophylactiques ne sont pas adoptées, les énormes sacrifices en hommes et en argent, consentis par les métropoles européennes pour pénétrer le Continent noir, n'aboutiront qu'à un désastre.

Aussi les puissances coloniales se sont-elles préoccupées de cette question à la fois humanitaire et économique, dont le Portugal avait commencé l'étude.

L'Angleterre a créé des laboratoires permanents sous la direction du major Ross ; un crédit de 100.000 marks a été accordé par l'Empereur d'Allemagne au professeur Koch, en ce moment fixé dans l'Ouganda ; Sa Majesté le Roi des Belges vient de constituer un prix international de 300.000 francs et de créer un fonds de recherches de 200.000.

La France ne pouvait rester en dehors de ce mouvement scientifique et, sur l'initiative de la Société de Géographie et de la Société antiesclavagiste, une commission fut constituée pour préparer l'organisation d'une mission d'études de la maladie du sommeil. Elle était composée de :

MM.

Le Myre de Vilers, ambassadeur honoraire, Président de la Société ;

Le docteur Kermorgant, délégué du Ministre, Inspecteur général du service de Santé des Colonies :

Le baron de Guerne, Président de la Commission centrale de la Société ;

Le docteur Hamy, de l'Académie des Inscriptions et Belles-lettres ;

Perrier, de l'Académie des sciences, Directeur du Muséum d'Histoire naturelle ;

Prince Roland Bonaparte ;

Le baron Joseph du Teil, Secrétaire général de la Société antiesclavagiste :

Girard, Membre de la Société ;

Le baron Hulot, Secrétaire général de la Société ;

Le docteur Brumpt, de la mission du Bourg de Bozas.

Cette Commission décida que, pour faire face aux dépenses de la mission, évaluées à 200.000 francs environ, un concours financier serait sollicité des Établissements scientifiques, des personnes qui se préoccupent de l'avenir de nos possessions africaines, des Compagnies coloniales dont les intérêts sont en cause.

L'appel de la Société de Géographie fut entendu et en quelques semaines elle recueillit de nombreuses participations :

	Francs
Ministère des Colonies	45.000
Commissariat général du Congo	60.000
Gouvernement général de l'Afrique occidentale	5.000
Société de Géographie	10.000
Société antiesclavagiste	10.000
Muséum d'Histoire naturelle	à déterminer
Caisse des Recherches scientifiques	id.
Afrique française	id.
Compagnie de la Haute-Sangha	5.000
Compagnie des Sultanats	5.000
Compagnie française de l'Afrique occidentale	3.000
Compagnie de La Kotto	2.500
Hatton and Cookson de Liverpool	2.500
John Holt and Cº	2.514
Messageries fluviales du Congo	2.000
Compagnie N'Goko-Sangha	2.000
Compagnie Ekéla-Sangha	2.000
Compagnie du Haut-Ogooué	2.000
Compagnie M'Poko	2.000
Maurel et H. Pron	à déterminer
Compagnie de La Lobaye	1.000
Compagnie du Haut-Congo	1.000
Banque de l'Afrique occidentale	1.000
Messageries maritimes	1.000
Compagnie de l'Ouhamé et Nana	500
Compagnie du Congo occidental	500
Société agricole et commerciale de l'Alima	100

	Francs
Compagnie de la Léfini	300
Compagnie M'Kemé	300
Compagnie française du Congo	300
Compagnie bretonne du Congo	300
Compagnie de la Sangha	300
Compagnie N'Gounié	300
Compagnie Bavili	100
Compagnie du Haut-N'Gounié	100
Compagnie Sitté-Kama	100
Compagnie du Fernan-Vaz	100
Compagnie du Baniembé	100
Compagnie des Chargeurs-Réunis	100
Compagnie des mines d'or de Tinkisso	100
Compagnie des transports Fraissinet et Cⁱᵉ	100
MM. Le Prince Aug. d'Arenberg	300
Fondère, membre du Conseil supérieur du Congo	100
Guynet, délégué du Congo	100
Le Myre de Vilers	100
Raverat	100
H. Jean	50
Mˡˡᵉ de Malakoff	20
M. Watel	100

Le montant de la dépense s'élevant à 200.000 francs et les participations à ce jour n'atteignant que 170.000 francs, il reste à trouver 30.000 francs qui seront fournis par de nouveaux concours.

Comme la plupart des membres de la Société de Géographie ne possèdent pas les connaissances biologiques et médicales leur permettant de tracer des directions scientifiques aux membres de la mission, elle s'adressa à l'Association scientifique internationale d'Agronomie coloniale, dont la compétence en ces matières est indiscutée.

Celle-ci constitua une sous-commission française composée de :

MM.

Le Myre de Vilers, Président;

Le docteur Laveran, de l'Académie des sciences et de l'Académie de médecine, Vice-Président,

Bouvier, de l'Académie des sciences, Professeur au Muséum d'Histoire naturelle ;

GIARD, de l'Académie des sciences, Professeur à la Sorbonne;

Le docteur KERMORGANT, de l'Académie de médecine, Inspecteur général du service de Santé des Colonies;

MESNIL, chef de laboratoire à l'Institut Pasteur;

Le docteur ROUX, de l'Académie des sciences et de l'Académie de médecine, Directeur de l'Institut Pasteur;

Le Président de l'Association scientifique internationale d'Agronomie coloniale;

Le Secrétaire perpétuel de la même Association.

Cette Commission chargea trois de ses membres, MM. Bouvier, Giard et Laveran, de rédiger les instructions techniques de la mission qui, dans une seconde séance, furent approuvées à l'unanimité des voix.

Ultérieurement, sur la proposition de M. le Professeur Roux, de M. l'Inspecteur général Kermorgant et de M. le Professeur Bouvier, la Société de Géographie désigna comme membres de la Mission d'Etudes de la Maladie du Sommeil :

M. le docteur Martin, des Troupes coloniales, déjà connu par ses travaux sur les Trypanosomiases à la Guinée;

M. le docteur Lebœuf, des Troupes coloniales, qui a passé plusieurs années au Congo ;

M. Roubaud, agrégé ès sciences naturelles ;

M. Weiss, aide-naturaliste.

La Société de Géographie s'est assuré le précieux concours de M. le docteur Allain, directeur du Service de Santé du Congo, et des médecins des Troupes coloniales de cette colonie; de M. le docteur Kérandel, de la mission Lenfant; de M. le docteur Duperron, de la mission Bel ; de M. le docteur Gaillard, de la mission Tilho; de M. le docteur Chaignolleau, de la mission Desplagnes; de M. le docteur Eckenhorst, de la Compagnie de la Haute-Sangha. Ces médecins, déjà habitués pour la plupart aux travaux de Laboratoire, communiqueront leurs observations individuelles au docteur Martin, qui pourra ainsi donner à ses études un caractère de généralisation et de synthèse sur les possessions françaises s'étendant du 13ᵉ degré de latitude nord au 5ᵉ degré de latitude sud.

La mission quittera Bordeaux, à destination de Brazzaville, le 25 octobre 1906.

La Société de Géographie.

II — INSTRUCTIONS

POUR LES

RECHERCHES A EFFECTUER AU CONGO FRANCAIS
PAR LA MISSION FRANÇAISE DE LA MALADIE DU SOMMEIL

Rédigées au nom de la Commission française
de l'ASSOCIATION SCIENTIFIQUE INTERNATIONALE D'AGRONOMIE COLONIALE

PAR MM. BOUVIER, GIARD ET LAVERAN

MEMBRES DE L'ACADÉMIE DES SCIENCES

A. — INSTRUCTIONS MÉDICALES

Depuis quatre ans, l'étude de la maladie du sommeil a fait d'immenses progrès. Nos connaissances sur l'évolution clinique de la maladie et sur les lésions anatomo-pathologiques qu'elle provoque ont été complétées; il est démontré que l'agent pathogène est un trypanosome, *Trypan. gambiense*, qui, avant de produire les symptômes de la maladie du sommeil proprement dite, provoque des troubles morbides attribués jusqu'ici au paludisme; enfin, on sait que la maladie est propagée par les mouches piquantes désignées sous le nom vulgaire de *tsétsé* et en particulier par la *Glossina palpalis*. C'est à Dutton, à Castellani, à Bruce, à Todd, à Christy, à Nabarro, à Greig, que revient la plus grande part dans la série des importantes découvertes qui ont jeté un si grand jour sur cette redoutable endémie, naguère si mystérieuse, de l'Afrique équatoriale.

Malheureusement, à mesure qu'on apprenait à mieux connaître la trypanosomiase humaine, on s'apercevait que la maladie avait pris en Afrique une extension insoupçonnée, et qu'elle continuait à s'étendre, dépeuplant des régions entières; on s'apercevait aussi que les Européens étaient frappés comme les individus de race noire, contrairement à l'opinion qui avait eu cours jusqu'alors.

La maladie du sommeil menace de dépeupler l'Afrique équatoriale et l'on conçoit que les nations qui, comme la France, ont de grands intérêts dans ces régions se préoccupent d'arrêter ce fléau. En Angleterre, en Allemagne, en Belgique, en Portugal, en France, les savants recherchent des moyens de traitement et étudient les mesures prophylactiques à conseiller; c'est aussi dans cette direction que nous paraissent devoir être orientés les travaux de la mission française qui doit partir prochainement pour notre colonie du Congo.

I. *Répartition de la trypanosomiase humaine et des Glossina au Congo français. Cartes à dresser.* — La trypanosomiase humaine ne se propage que dans les localités où il existe des tsétsé : son étude est donc intimement liée à celle de ces mouches piquantes, surtout lorsqu'on se propose de rechercher les mesures prophylactiques qui lui sont applicables. Le chef de la Mission devra tout d'abord se mettre en rapport avec les médecins et avec les administrateurs du Congo français afin d'obtenir des renseignements sur la fréquence de la maladie du sommeil et de faire envoyer au laboratoire de Brazzaville des échantillons de mouches piquantes recueillies sur un grand nombre de points du Congo français. Il est à désirer aussi que de bons rapports s'établissent entre les laboratoires de Brazzaville et de Léopoldville.

Dès aujourd'hui, nous possédons quelques données sur la répartition de la trypanosomiase et des *Glossina* au Congo français. M. le Médecin Inspecteur général Kermorgant a publié un important travail sur la maladie du sommeil au Congo (1).

M. Brumpt a constaté la fréquence de la maladie du sommeil et l'abondance des *Glossina* aux environs de Brazzaville (2).

Dans un récit de voyage au Congo français, M. F. Challaye constate que la mission catholique de Liranga dépérit et que les villages voisins de cette station sont dépeuplés par la maladie du sommeil (3)

Les missionnaires qui ont séjourné dans l'Oubanghi attestent les ravages que fait la maladie du sommeil dans cette région; plusieurs de ces missionnaires atteints eux-mêmes de trypanosomiase ont été traités à l'hôpital Pasteur.

(1) KERMORGANT, La maladie du sommeil au Congo, *Ann. d'hyg. et de méd. colon.*, janvier, février, mars 1906 (avec une carte), et *Même Rec.*, 1906, p. 370.

(2) BRUMPT, Congrès d'hygiène de Bruxelles 1903; *Soc. de Biologie*, 27 juin et 28 novembre 1903.

(3) *Revue de Paris*, 1er décembre 1905, p. 662. Chose curieuse, M. Challaye, qui faisait partie de la mission de Brazza, ne savait pas, en 1905, que l'agent de la maladie du sommeil et son mode de propagation étaient connus.

M. le capitaine Fourneau, chargé récemment d'une mission au Congo français, a signalé à l'un de nous la région du Baoué comme fortement infectée par la maladie du sommeil; des mouches tsétsé capturées dans cette région appartenaient aux deux espèces : *Gl. palpalis* et *Gl. longipalpis* (1); la première dominait de beaucoup.

Gl. palpalis abonde sur la rive gauche du fleuve Congo et sur la rive gauche de l'Oubanghi (nombreux échantillons envoyés à l'un de nous par le Secrétaire général du département des finances de l'État Indépendant du Congo).

Des explorations, notamment sur la rive française du Congo, dans les vallées de la Sanga, de l'Alima et du Bas-Oubanghi s'imposent. Une exploration dans la région de l'Ogooué est également indiquée.

La Mission qui comptera deux médecins, pourra se diviser en deux sections pour ces explorations.

A l'aide des renseignements qu'elle aura recueillis directement ou indirectement, la Mission devra dresser deux cartes à l'exemple de ce qui a été fait pour l'Ouganda par les observateurs anglais :

1° Carte des localités infectées par la trypanosomiase humaine, en indiquant autant que possible le degré de fréquence de la maladie et en ayant soin de noter *les localités qui ont été reconnues indemnes;*

2° Carte de distribution des *Glossina*, en indiquant les espèces observées dans chaque localité et les localités *dans lesquelles ces mouches piquantes ont été recherchées en vain.* Pour une même localité, il faudra autant que possible se procurer des échantillons de mouches piquantes recueillis à différentes époques de l'année.

En vue de ces travaux, la Mission devra emporter des cartes du Congo français à une grande échelle.

II. *Importance du diagnostic précoce de la trypanosomiase. Valeur séméiologique des adénites cervicales.* — Pour se rendre compte de la fréquence de la trypanosomiase humaine et pour prendre les mesures thérapeutiques et prophylactiques nécessaires, il est très important de faire le diagnostic de la maladie à sa première période, avant l'apparition des symptômes graves qui caractérisent la maladie du sommeil proprement dite. L'examen histologique du sang néces-

(1) A. LAVERAN. *Acad. des sc.,* 4 décembre 1905, et *Soc. de Biologie,* 28 oct. 1905 Dans la carte de distribution des tsétsé dressée par AUSTEN, la plus grande partie du Congo français figure parmi les régions dans lesquelles l'existence de *Gl. paipalis* a été constatée (*Rapports de la commission de la maladie du sommeil, Soc. royale de Londres,* août 1905, n° VI).

site l'intervention d'un observateur exercé, d'autant plus que les trypanosomes sont, en général, très rares dans le sang ; il est nécessaire, dans beaucoup de cas, de ponctionner une veine pour avoir du sang en quantité suffisante et de soumettre le sang à des centrifugations successives. L'inoculation du sang (5 à 10^{cm3}) à des animaux d'épreuve (cobayes, chiens) est un bon moyen de diagnostic, mais l'expérience demande un certain temps et nécessite encore la ponction d'une veine.

Greig et Gray ont montré [que, chez les individus infectés de trypanosomiase, on observait, de bonne heure, des adénites, notamment des adénites cervicales, et que la ponction des ganglions hypertrophiés permettait souvent de déceler la présence des trypanosomes.

On a objecté que, chez les nègres, les adénites étaient souvent symptomatiques de la scrofule ou de la syphilis. Les recherches faites par Dutton et Todd dans l'Etat Indépendant du Congo et publiées récemment (1), ne laissent aucun doute sur l'importance des adénites au point de vue du diagnostic précoce de la trypanosomiase humaine. Ces observateurs ont trouvé 97 fois p. 100 des trypanosomes dans la lymphe extraite des ganglions, alors que l'examen du sang ne révélait l'existence des parasites que chez 13 p. 100 des malades et que l'examen du sang, après centrifugation, ne fournissait des résultats positifs que dans 54 p. 100 des cas. C'est l'examen des ganglions cervicaux postérieurs qui donne les meilleurs résultats.

Dutton et Todd dans le travail cité indiquent, avec beaucoup [de détails, la technique à employer pour la ponction des ganglions. Une bonne seringue à injections hypodermiques, tenant bien le vide, suffit à cette petite opération; nous recommandons l'emploi de canules un peu plus grosses que les canules ordinaires.

Il sera intéressant de répéter au Congo français les recherches de Dutton et Todd et de s'assurer que les adénites sont aussi souvent symptomatiques de la trypanosomiase dans cette région que dans l'Etat Indépendant du Congo, ce qui *a priori* semble très probable.

D'après Nattan-Larrier et Tanon, les trypanosomes sont assez nombreux dans le sang pris au niveau des exanthèmes qui se

(1) J.-E. DUTTON et J.-L. TODD. *Liverpool School of trop. med.*, mém. XVIII, Londres, mars 1906.

développent souvent chez les malades atteints de trypanosomiase (1).
Il y aura lieu de rechercher la valeur de ce fait au point de vue du
diagnostic. Les exanthèmes ne sont pas faciles à constater chez les
nègres, mais on observe souvent, chez eux, d'autres éruptions.

Dans les cas avancés, lorsqu'il existe des symptômes nerveux bien
marqués, le diagnostic devient facile et la ponction lombaire permet,
presque toujours, de constater l'existence des trypanosomes. Les
médecins faisant partie de la Mission devront s'exercer, avant leur
départ, à pratiquer la ponction lombaire.

Ces remarques relatives au diagnostic de la trypanosomiase
humaine nous paraissent importantes. Il y aura lieu, en effet, de
rechercher si l'on ne confond pas, sous l'appellation de maladie du
sommeil, des états morbides qui n'ont rien à voir avec la trypanosomiase : paludisme, filariose, ankylostomiase, etc... Quand on parle
beaucoup d'une maladie (et c'est actuellement le cas de la maladie
du sommeil), le public et même les médecins ont de la tendance à la
voir partout.

III. *L'étude des trypanosomiases animales est inséparable de celle de
la trypanosomiase humaine.* — *Trypanosoma gambiense* est inoculable à
un grand nombre de mammifères, et l'on doit se demander si des
animaux domestiques ou sauvages ne contribuent pas à le propager.
La Mission devra donc étudier les trypanosomiases animales qui,
très probablement, règnent au Congo français comme elles règnent
dans l'Etat Indépendant du Congo. L'identification des trypanosomes
pathogènes est souvent difficile; si la Mission ne peut pas, avec les
moyens dont elle disposera, faire cette identification, il sera indiqué
d'envoyer à Paris, à l'Institut Pasteur, des animaux infectés.

IV. *Rôle des infections bactériennes secondaires dans la pathogénie
des accidents de la maladie du sommeil.* — Des infections bactériennes
secondaires sont fréquentes chez les malades atteints de trypanosomiase. P. Manson a attribué une grande importance à ces infections
dans la production des accidents de la maladie du sommeil proprement dite. Cette opinion semble peu vraisemblable, attendu que les
bactéries isolées sont de différentes espèces et d'espèces banales,
tandis que la maladie du sommeil se présente presque toujours avec
le même cortège de symptômes dont l'ensemble est caractéris-

(1) *Soc. de Biologie*, 23 juin 1906.

tique. L'étude des infections bactériennes secondaires nous paraît s'imposer cependant à la dernière période de la maladie. .

V. *Rôle des Glossina dans la propagation de la trypanosomiase humaine.* — En dehors des questions d'entomologie pure qu'il ne m'appartient pas de traiter ici, les problèmes suivants méritent d'attirer l'attention :

1° Les différentes espèces de *Glossina* sont-elles capables, comme *Glossina palpalis*, de propager la trypanosomiase humaine ?

2° Des mouches piquantes, autres que les *Glossina*, peuvent-elles jouer le même rôle que ces dernières ?

3° Les *Glossina* ont-elles un rôle purement mécanique dans le transport et l'inoculation de *Trypan. gambiense*, ou bien le trypanosome accomplit-il, dans le corps de ces mouches, certaines phases de son évolution ?

D'après les recherches de Nabarro, Greig et Wiggins, *Glossina pallidipes*, *Gl. fusca* et *Gl. longipennis* peuvent comme *Gl. palpalis* propager *Trypan. gambiense*.

Les expériences de Gray et Tulloch (1), celles de R. Koch surtout (2), tendraient à faire admettre que *Trypan. gambiense* se développe dans le tube digestif des *Glossina* qui ont sucé le sang d'un homme ou d'un animal infecté, mais ces expériences ne sont pas à l'abri de la critique. Minchin est arrivé à une conclusion opposée à celle des auteurs précédents ; il admet que la transmission est directe (3). D. Bruce avait conclu déjà dans ce sens, au sujet de la transmission du Nagana par les *Glossina morsitans*. Fr. G. Novy, si compétent dans ces questions, estime que les flagellés trouvés dans le tube digestif des mouches tsétsé n'ont rien à voir avec *Trypan. gambiense* ni avec *Trypan. Brucei;* ce sont, d'après lui, des parasites inoffensifs, analogues à ceux que l'on rencontre souvent dans le tube digestif des Culicides (4).

La divergence de ces opinions émises par d'excellents observateurs prouve assez qu'il s'agit d'expériences difficiles à faire et à interpréter. Il y aura lieu de rechercher pendant combien de temps une

---

(1) A. C. H. GRAY et F. M. G. TULLOCH. *R. Soc. Rep. of the Sleep. Sickn. Commis.*, n° VI, 1905.

(2) R. KOCH. *Deutsche med. Wochenschr.*, 23 novembre 1905, et *Sitzoungsber. d. k. pr. Akad. d. Wiss.*, 23 novembre 1905.

(3) MINCHIN. *Rapport à la Soc. royale de Londres*, 21 janvier 1906.

(4) FR. G. NOVY. The trypanosomes of tsetse flies (*The Journ. of infect. Diseas.*, Chicago, mai 1906).

mouche nourrie sur un animal infecté de *Trypan. gambiense* est capable de transmettre l'infection à un animal sain. Il est évident que si la mouche n'a qu'un rôle mécanique, elle doit le remplir d'autant mieux qu'elle a piqué depuis moins longtemps, tandis que, si le trypanosome évolue chez elle, la mouche ne doit être infectante qu'au bout d'un certain laps de temps et doit le rester quelque temps.

Il y aura lieu de procéder à ces expériences avec beaucoup de prudence et de prendre toutes les précautions nécessaires pour que le laboratoire de Brazzaville ne devienne pas un foyer d'infection. Les animaux en expérience seront placés dans un local protégé au moyen de toiles métalliques contre les mouches piquantes.

VI. *Recherches concernant le traitement de la trypanosomiase humaine.* — Au point de vue du traitement, il y aura lieu de mettre en expérience les deux médications qui, jusqu'ici, ont donné les meilleurs résultats : 1° traitement mixte par l'acide arsénieux et le trypanroth ; 2° traitement par l'atoxyl. Nous recommandons de concentrer, au début, ces expériences de traitement sur un petit nombre de sujets choisis avec soin parmi les malades atteints de trypanosomiase à la première période. Le traitement doit être poursuivi pendant plusieurs mois pour avoir des chances de succès.

La Mission pourra rechercher aussi quelle est la valeur des procédés de traitement employés par les indigènes.

VII. *Recherches concernant la prophylaxie.* — Tous les essais d'immunisation artificielle contre les trypanosomiases ont échoué jusqu'ici, et nous pensons qu'on a très peu de chances d'aboutir de ce côté, surtout en ce qui concerne la trypanosomiase humaine.

Les mesures pratiques de prophylaxie qui devront être mises à l'essai concernent : d'une part, les malades infectés de trypanosomiase ; d'autre part, les *Glossina ;* les questions que soulève l'application de ces mesures peuvent se résumer comme il suit.

1° La maladie du sommeil est souvent importée d'une région dans une autre par des indigènes qui se trouvent à la première période de l'infection. Il serait très important d'empêcher cette importation. E. Dutton et J.-L. Todd (*op. cit.*) ont recommandé d'établir, sur les routes conduisant à des districts non infectés, des postes d'inspection dans lesquels on arrêterait tous les indigènes ayant des adénites. Les sujets suspects seraient examinés par un médecin et, si l'existence de trypanosomes était constatée, l'entrée des districts non

B. — INSTRUCTIONS ZOOLOGIQUES

En dressant le programme des recherches microbiologiques et médicales relatives à la maladie du sommeil, M. le professeur Laveran a donné des notions très suffisantes sur l'histoire de cette maladie. Jugeant inutile de revenir sur ce point, nous nous bornerons à un exposé net et concis des recherches zoologiques principales qui sont de nature à rendre plus complètes nos connaissances sur les agents du terrible fléau.

Ces recherches nous paraissent comprendre cinq parties essentielles qu'il convient, tout d'abord, de bien mettre en évidence.

1° On sait, par les recherches de Bruce, que le *Trypanosoma gambiense* Dutton, de la maladie du sommeil, a sûrement pour agent de propagation la *Glossina palpalis* Rob.-Desv.; il y aura donc lieu d'élucider complètement l'histoire biologique de cette mouche.

2° Mais il est possible que le même Trypanosome soit transmis par d'autres insectes piqueurs; et, dès lors, il sera nécessaire d'étudier, à ce point de vue, la plupart de ces derniers, en premier lieu les diverses Glossines, puis les autres mouches piqueuses (*Stomoxys*, *Lyperosia*, etc.), peut-être même les Tabanides, etc.

3° D'autre part, on est en droit de se demander si quelques Vertébrés sauvages ne sont pas susceptibles d'être contaminés par le Trypanosome, qu'ils hébergeraient en dehors de toute affection humaine, et qui seraient la source où viendraient se ravitailler, pour ainsi dire, les agents propagateurs de l'affection. C'est un point de première importance sur lequel il y aura lieu de faire des recherches zoologiques et microbiologiques très minutieuses.

4° Concurremment à ces recherches, il conviendra d'étudier les réactions de l'insecte sur le Trypanosome, ce qui est également du domaine de la zoologie et de la microbiologie.

5° Enfin, d'autres recherches devront porter sur les ennemis des insectes propagateurs et particulièrement sur ceux de la *Glossina palpalis*.

Nous allons passer en revue, successivement, chacune des parties de ce programme.

I. *Histoire de la « Glossina palpalis ».* — Il y aura lieu de reprendre, au sujet de cette espèce, toutes les recherches biologiques effectuées sur la *Glossina morsitans* Westw.; la plupart de ces recherches sont relatées dans la belle monographie de M. E.-E. Austen (*A Monograph of the Tsetse-flies*, Londres, 1903) et, sous une forme plus concise, dans le remarquable ouvrage *Trypanosomes et trypanosomiases* (Paris, Masson, 1904), que MM. Laveran et Mesnil ont consacré aux diverses trypanosomiases. On trouvera également, dans ces deux volumes, un exposé très consciencieux des principales notions biologiques relatives à la *Glossina palpalis*.

Ces dernières notions nous paraissent fragmentaires et bien insuffisantes, surtout quand on les compare à celles que l'on possède au sujet de la *Glossina morsitans*. Mais il y a lieu de croire qu'on pourra singulièrement les étendre si l'on applique à la *Glossina palpalis* les procédés de rigoureuse recherche qui ont permis de si bien connaître, dans ses habitudes, la mouche propagatrice du *nagana*.

On devra rechercher, par conséquent :

— La distribution exacte de la *Glossina palpalis* dans les régions explorées ;

— Les lieux que cette mouche habite de préférence ou exclusivement ;

— Ses habitudes diurnes et nocturnes ;

— Les refuges où elle se tient avant de piquer et après ;

— Les époques où elle prédomine ;

— Les espèces sauvages auxquelles peut-être elle s'attaque ;

— Enfin et surtout son mode et ses habitudes de reproduction.

A ce dernier point de vue, nous croyons utile de signaler tout particulièrement les questions suivantes : la mouche est-elle *pupipare* comme la *Gl. morsitans*, ou donne-t-elle des œufs comme la plupart des autres Muscides ? où dépose-t-elle sa progéniture et quelle est la durée de l'évolution de celle-ci ? les actions climatériques peuvent-elles modifier cette durée ? la mouche donne-t-elle un ou plusieurs jeunes et peut-elle survivre à l'acte reproducteur ?

On sait que nos mouches vulgaires peuvent rester plus ou moins longtemps à l'état de pupe et que les influences atmosphériques sont les agents essentiels qui modifient cette durée. Il est donc fort possible que la pupe de *Glossina palpalis*, bien protégée par l'épaisse chitine de son tonnelet, soit capable de subir des variations analogues et de rester longtemps à l'état de vie ralentie lorsque les circonstances deviennent peu favorables. Des observations et des expériences relativement faciles permettront seules de fixer ce point très important.

D'après M. Austen, la *Gl. palpalis* affectionne le voisinage des cours d'eau comme la *Gl. morsitans*; elle se tient souvent sur les pierres émergentes, sur les buissons du voisinage et abonde dans les fourrés de mangliers qui se trouvent sur le littoral, à l'embouchure des rivières. « La mouche, ajoute M. Austen, est remarquablement active et très difficile à capturer, mais elle retourne, avec persistance, à la même place. »

II. Les autres articulés qui, peut-être, sont capables de propager le Trypanosome. — En sa qualité d'hématozoaire, le *Trypanosoma gambiense* peut avoir pour agent de propagation tous les Articulés piqueurs et suceurs qui se nourrissent du sang de l'Homme et des autres Vertébrés où il vit en parasite. Cette possibilité semble bien réelle, mais elle offre surtout des chances de réalisation chez les espèces qui se rapprochent surtout de la *Glossina palpalis*; et, dès lors, il y aura lieu d'étudier, dans l'ordre suivant, les divers Articulés piqueurs et suceurs.

En premier lieu, les autres *Glossina*, toutes fort peu différentes de la *Glossina palpalis* et probablement susceptibles d'inoculer par leur piqûre le même virus.

En second lieu les *Stomoxys*, *Lyperosia*, *Hæmatobia* qui sont des Mouches piqueuses fort voisines des *Glossina*.

Puis les nombreuses espèces tropicales de la famille des *Tabanides* (Taons, Chrysopes, Hæmatopotes, etc.), encore que ces Diptères soient assez différents des Mouches précédentes. Ne sait-on pas que les Tabanides servent à la propagation de certaines trypanosomiases, notamment de celle des Dromadaires en Algérie et au Soudan?

Il conviendra d'étudier aussi les Diptères pupipares et notamment les *Hippoboscidés*. On n'ignore pas, en effet, que le *Trypanosoma Theileri* Lav., de la *galziekte*, a pour propagateur principal, sinon unique, l'*Hippobosca rufipes* Theiler.

Enfin, le zoologiste pourra peut-être porter son attention sur les divers autres Articulés piqueurs et suceurs : Simulies, Moustiques, Puces, Réduves et Punaises dans la classe des Insectes, Ixodidés et larves de Trombididés dans celle des Arachnides.

Sur la biologie de ces divers Articulés, on trouvera des renseignements peu étendus, mais précis, dans une notice toute récente que l'un de nous a écrite pour les *Annales de l'Institut Pasteur* (*Récolte et conservation des Diptères particulièrement des espèces qui piquent pour sucer le sang*, par M. E.-L. Bouvier; Paris, 1906).

III. *Les hôtes naturels du Trypanosome*. — En dehors de l'Homme, beaucoup de Mammifères sont très sensibles au *Trypanosoma gambiense*, et peut-être se trouve-t-il parmi eux quelques espèces où se conserve et se perpétue le redoutable hématozoaire.

Pour les recherches effectuées à ce point de vue, il n'y aura pas de meilleur guide que le bel ouvrage de MM. Laveran et Mesnil où sont passées en revue, d'après les travaux les meilleurs et les plus récents, les espèces réfractaires et les espèces plus ou moins sensibles au Trypanosome de la maladie du sommeil.

Parmi les espèces que des expériences ont montré *fort sensibles*, MM. Laveran et Mesnil citent : tous les Macaques, divers Cercopithèques, l'Ouistiti, plusieurs Lémurs, les Chiens, les Chats, les Marmottes, le Hérisson.

Parmi celles où la *sensibilité est moindre* et où se produit une guérison : le Chimpanzé, le Cobaye, le Lapin, les Rats et surtout les Souris, les Chèvres, les Moutons, les Chevaux, les Anes.

Parmi les espèces *réfractaires* MM. Laveran et Mesnil citent quelques Cercopithèques, les Cynocéphales et les Porcs. D'après les recherches de Bruce, les Bovidés seraient tout à fait réfractaires; pourtant, divers expérimentateurs ont obtenu des résultats positifs chez le Bœuf.

En somme, les affinités zoologiques ne semblent pas renseigner sur les aptitudes à recevoir le Trypanosome puisque, dans la même famille, voire dans le même genre, on peut trouver des espèces réfractaires à côté d'espèces très sensibles. Et par là se trouveront fâcheusement étendues les recherches zoologiques à effectuer. Toutefois, la grande sensibilité du Chien, du Chat et de beaucoup de Singes montre qu'il conviendra d'étudier, avec un soin tout spécial, les Carnivores et les Quadrumanes des diverses régions où sévit la trypanosomiase humaine.

Comme l'ont fait observer MM. Laveran et Mesnil à propos du *nagana* (transmis, comme on sait, par les *Glossina morsitans* et *pallidipes*), les animaux sauvages constituent « un réservoir de virus où la mouche va puiser. L'infection, chez eux, doit être très chronique et altérer à peine leur santé ». Et l'on doit ajouter, avec les mêmes auteurs, que la maladie peut sans doute passer d'un phytophage à un carnivore, lorsque le second dévore le cadavre contaminé du premier. Ces considérations s'appliquent aussi, suivant toute probabilité, au microbe de la maladie du sommeil; elles nous paraissent de la plus haute importance et l'on ne saurait trop inciter le zoologiste à rechercher les hôtes sauvages qui servent de réservoirs et de convoyeurs au *Trypanosoma gambiense*. La classe des Poissons, si hospitalière aux Trypanosomes, ne pourrait-elle pas fournir quelques-uns de ces hôtes ?

IV. *Modifications subies par le Trypanosome chez l'Insecte propagateur*. — Les modifications subies par le Trypanosome chez l'Insecte propagateur sont du domaine de la microbiologie, mais il sera bon de les suivre en se plaçant au point de vue zoologique.

On pourra utilement les étudier, ce me semble, sur des Mouches piqueuses fort différentes, qui toutes auraient puisé le microbe à la même source ; il suffira de suivre, dans chacun de ces Insectes, la vitalité et les modifications du Trypanosome.

Cette étude comparative pourrait avoir une portée très sérieuse. En tout cas, elle donnerait de précieux renseignements sur la faculté de propagation que peuvent présenter les Insectes. D'où l'on peut conclure qu'elle devrait précéder et guider les recherches zoologiques mentionnées au deuxième paragraphe du présent programme.

Pour l'étude du Trypanosome sur la trompe et à l'intérieur de l'Insecte, on ne peut que renvoyer aux travaux relatifs à la *nagana* et à *Glossina morsitans*.

V. *Lutte contre les Insectes propagateurs*. — Les Insectes propagateurs de la Trypanosomiase humaine comptent certainement des ennemis fort nombreux, dont aucun n'a été reconnu jusqu'ici. On devra s'attacher à bien connaître ces derniers qui peuvent, d'ores et déjà, être répartis en trois groupes :

1° Les *Champignons parasites*, de la famille des Entomophthorées, des Isariées et du groupe des Mucorinées et des Mucédinées, qui se révèlent au dehors de leur hôte par des moisissures sporifères ou, à l'intérieur, par des stromas mycéliens.

2° Les *Insectes entomophages* (Braconides, Ichneumonides, etc.), qui déposent leurs œufs sur le corps ou dans l'intérieur de l'hôte (ce dernier pouvant être la Mouche adulte, sa larve ou sa pupe) et dont les larves se nourrissent des éléments vitaux de l'individu parasité.

3° Les *animaux prédateurs insectivores* tels que les Cheiroptères, les Fourmiliers, les Oiseaux et les Reptiles dans l'embranchement des Vertébrés ; les Araignées, les Orthoptères et les Coléoptères carnassiers, les Hyménoptères et les Diptères chasseurs dans l'embranchement des Arthropodes. Il y a lieu d'attirer l'attention sur ces deux derniers ordres, qui se composent d'Insectes hardis et bons voiliers, aptes à capturer les Mouches au repos comme en plein ébat. Dans le premier de ces groupes on doit signaler particulièrement les *Bembex* qui nourrissent leur progéniture de Diptères variés et, dans le second, les *Asilides* ou *Mouches Asiles*, qui, dans la classe des Insectes, jouent exactement le même rôle que les Rapaces dans celle des Oiseaux.

De tous les ennemis des Insectes propagateurs, le plus terrible pourrait à coup sûr être l'Homme, si l'on arrivait à bien connaître les lieux où s'effectue le dépôt et le développement des Glossines, surtout si, comme on peut le croire, ces lieux étaient assez étroitement localisés.

Dans ce cas, il y aurait lieu de chercher une substance capable de tuer l'Insecte au gîte, avant son complet développement, et d'entreprendre contre les Glossines une lutte analogue à celle qu'on a menée, avec tant de succès, contre les Moustiques du paludisme et de la fièvre jaune.

Enfin, s'il était établi que certains Vertébrés sauvages servent à entretenir et à propager le Trypanosome, il conviendrait de faire une chasse continue à ces espèces, dans les régions où sévit la maladie du sommeil.

BOUVIER,	GIARD,
Membre de l'Académie des Sciences,	Membre de l'Académie des Sciences,
Professeur au Muséum d'Histoire naturelle,	Professeur à la Sorbonne,

Rapporteurs de la Commission.

Pour le Bureau de l'ASSOCIATION SCIENTIFIQUE INTERNATIONALE D'AGRONOMIE COLONIALE.

Vu,

Le Président,	*Le Secrétaire perpétuel,*
J.-L. DE LANESSAN.	F. HEIM.

Paris. — Imprimerie F. Levé, rue Cassette, 17.

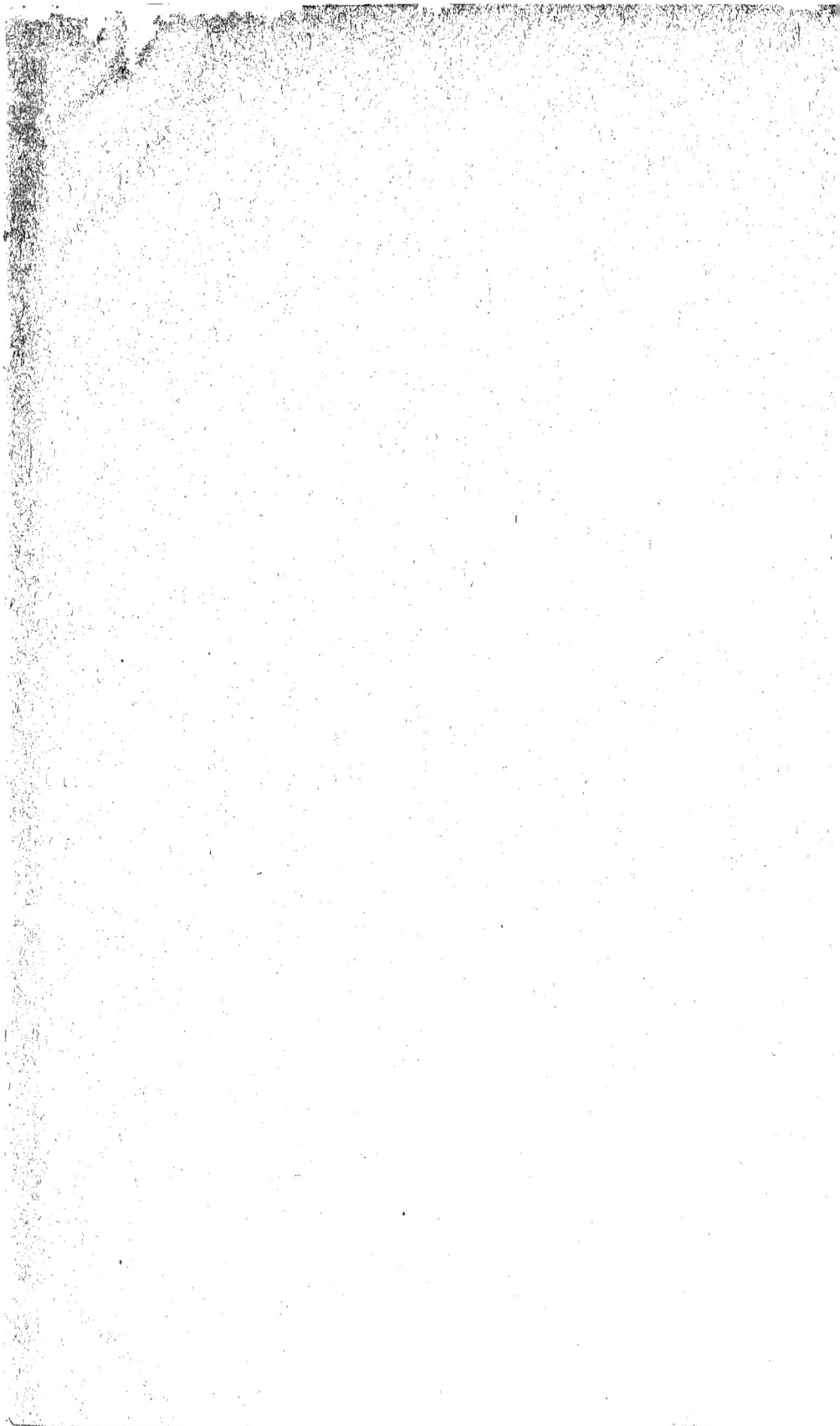

PARIS. — IMP. F. LEVÉ, RUE CASSETTE, 17.

.